Année 1911

THÈSE

N° 367

POUR LE

DOCTORAT EN MÉDECINE

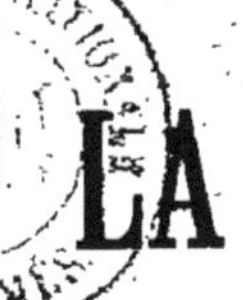

LA TUBERCULOSE

CHEZ LES MAÇONS DE LA CREUSE

A PARIS

PAR

Gustave THOUART

Né à Chatelus le Marcheix (Creuse), le 18 décembre 1882

PARIS

LIBRAIRIE MÉDICALE ET SCIENTIFIQUE

JULES ROUSSET

1, Rue Casimir-Delavigne, et 12, Rue Monsieur-le-Prince

1911

THÈSE

POUR LE DOCTORAT EN MÉDECINE

FACULTÉ DE MÉDECINE DE PARIS

Doyen..............................	M. LANDOUZY
Professeurs.........................	MM.
Anatomie............................	NICOLAS
Physiologie.........................	Ch. RICHET
Physique médicale	GARIEL
Chimie organique et chimie générale ...	GAUTIER
Parasitologie et Histoire naturelle médicale...	BLANCHARD
Pathologie et Thérapeutique générales	ACHARD
Pathologie médicale.................	{ WIDAL { DEJERINE
Pathologie chirurgicale.............	LANNELONGUE
Anatomie pathologique..............	Pierre MARIE
Histologie..........................	PRENANT
Opérations et appareils.............	HARTMANN
Pharmacologie et matière médicale	POUCHET
Thérapeutique......................	GILBERT
Hygiène............................	CHANTEMESSE
Médecine légale....................	THOINOT
Histoire de la médecine et de la chirurgie. ...	CHAUFFARD
Pathologie expérimentale et comparée....	ROGER
Clinique médicale..................	{ HAYEM { DIEULAFOY { DEBOVE { LANDOUZY
Maladies des enfants...............	HUTINEL
Clinique de pathologie mentale et des maladies de l'encéphale.	Gilbert BALLET
Clinique des maladies cutanées et syphilitiques...........	GAUCHER
Clinique des maladies du système nerveux..........	RAYMOND
Clinique chirurgicale...............	{ Pierre DELBET { QUENU { RECLUS { SEGOND
Clinique ophtalmologique...........	DE LAPERSONNE
Clinique des maladies des voies urinaires.........	ALBARRAN
Clinique d'accouchements...........	{ BAR { PINARD { RIBEMONT-DES- { SAIGNES
Clinique gynécologique.............	POZZI
Clinique chirurgicale infantile.....	KIRMISSON
Clinique thérapeutique.............	A. ROBIN

Agrégés en exercice

MM.

AUVRAY	CUNÉO	LAUNOIS	NOBÉCOURT
BALTHAZARD	DEMELIN	LECENE	OMBREDANNE
BRANCA	DESGREZ	LEGRY	POTOCKI
BEZANÇON Fern.	DUVAL Pierre	LENORMANT	PROUST
BRINDEAU	GOSSET	LŒPER	RENON
BROCA André	GOUGET	MACAIGNE	RICHAUD
BRUMPT	JEANNIN	MAILLARD	RIEFFEL
CARNOT	JEANSELME	MARION	SICARD
CASTAIGNE	JOUSSET André	MORESTIN	ZIMMERN
CLAUDE	LABBÉ Marcel	MULON	
COUVELAIRE	LANGLOIS	NICLOUX	

A LA MÉMOIRE DE MON PÈRE

A MA MÈRE

AVANT-PROPOS

Arrivé à la fin de mes études médicales, il me reste un devoir à remplir. C'est avec un sentiment de profonde reconnaissance, que je tiens à remercier ceux qui ont fait de moi ce que je suis.

Merci : d'abord au Professeur Gilbert Ballet qui a bien voulu accepter la présidence de ma thèse, parce qu'il n'a jamais cessé de s'intéresser à ses compatriotes, et en particulier, aux malheureux tuberculeux de son pays.

Au Professeur de Lapersonne.

À mon maître, le médecin agrégé Potocki qui m'a initié à l'art si délicat des accouchements.

Au docteur Comby qui a bien voulu m'admettre dans son service, et dont l'enseignement, sera pour moi un auxiliaire précieux, dans l'art de soigner les tout petits.

Au docteur Siredey à qui je dois certainement l'idée de ma thèse.

Si on accorde une valeur quelconque à cet ouvrage,

c'est à lui que je le devrai, et si je quitte son service avec regret, pour aller au devant de la vie qui m'attend, c'est en l'assurant que j'emporterai de lui un souvenir ineffaçable. C'est avec fierté que je citerai son nom, si j'ai besoin de m'appuyer sur sa grande autorité.

Je terminerai en adressant mes remerciements aux médecins creusois et aux quelques amis qui ont bien voulu m'aider de leurs conseils et de l'expérience qu'ils ont acquise.

INTRODUCTION

Né dans ce beau pays de la Creuse, si accidenté et si pittoresque, au milieu de populations probes, économes et intelligentes, nous nous sommes attaché à elles.

Aussi avons nous été douloureusement surpris au cours de nos études, de constater que de plus en plus, la tuberculose exerçait chez elles ses ravages, et affaiblissait cette race si forte, de montagnards, chez qui la maladie ne devrait avoir aucune prise.

Nous avons recherché les causes de cette invasion par la tuberculose et nous sommes arrivé à ce résultat : *« que cette maladie existait presque uniquement chez les familles d'émigrés ou en relations avec des émigrés. »* Pendant notre séjour à Paris, nous avons pu voir nos braves maçons creusois décimés par la terrible maladie.

De là l'idée de notre thèse. Nous nous efforcerons au cours de celle-ci, d'être aussi clair que possible, n'employant que peu de termes médicaux, car ce n'est pas à des médecins que nous nous adressons, mais aux populations rurales de la Creuse.

Et si, en agissant ainsi, nous arrivons à empêcher le départ de quelques campagnards, ne fut-ce qu'en bien petit nombre, nous croirons avoir atteint notre but et rendu service à notre pays.

CHAPITRE PREMIER

*Augmentation des émigrants creusois à Paris de 1883
à nos jours. Augmentation parallèle du nombre des
tuberculeux, soit à Paris soit dans la Creuse.*

Monsieur Bourgeois dans sa thèse (*Exode rurale et
tuberculose*) thèse de Paris 1904, se basant sur des
recherches faites par M. Bertilhon donne approxima-
tivement la proportion d'émigrants de chaque département, habitant Paris en 1833. La Creuse fournit
le chiffre de 5200 à 7020. De 1833 à 1891 l'augmentation est considérable et nous atteignons : 21 à 26000.

De 1891 à 1896 peu d'augmentation.

De nos jours il est difficile de donner un chiffre
exact du nombre des émigrants creusois, les préfec-
tures départementales ayant cessé de donner des statistiques à ce sujet. Cependant des recherches person-
nelles nous ont permis d'arriver à connaître très ap-

proximativement le nombre des émigrants creusois en 1909 et 1910. Ce nombre s'élève à 10.000 environ.

Pour être exact, nous dirons que tous ne viennent pas à Paris. Depuis quelques années, en effet, un courant s'est établi qui entraîne vers la Champagne ou l'est, les habitants de certaines contrées de la Creuse. Malgré cela le nombre de ceux qui viennent à Paris est encore de 34 à 35.000.

C'est une augmentation de 10.000 émigrants environ depuis 1891. Cette augmentation va se traduire par une déperdition rurale de 7.000 à 8.000 habitants. Et si cette déperdition n'est pas compensée par les naissances, c'est que la plupart des émigrants sont des jeunes gens, qui ne créeront pas de famille dans la Creuse (1).

Toujours d'après les recherches de M. le Dr Bourgeois, nous trouvons en 1901, cent quarante et un décès sur 24.213 émigrés, décès provoqués par la tuberculose. En 1910 le nombre des décès par tuberculose s'élève à 190. L'année 1909 donne un nombre sensiblement égal.

Mais ces chiffres sont de beaucoup inférieurs à la réalité, car nombre de tuberculeux, une fois malades à Paris, viennent mourir dans la Creuse. Pour se rapprocher de la réalité, ils doivent être augmentés d'un tiers environ; ce qui fait que le nombre de décès

______

(1) Nous ne donnons que des chiffres approximatifs, les opérations de recensement n'étant pas terminées complètement, toutefois ces chiffres sont très approchant de la vérité, nous ayant été donnés par un employé de la préfecture de Guéret très au courant de ces choses.

par tuberculose contractée à Paris par les émigrants
creusois s'élèvera à :

188 pour l'année 1900-1901
253 pour l'année 1909-1910.

Dans quelques cantons du département, choisis il
est vrai parmi ceux qui fournissent le plus fort contin-
gent de maçons parisiens, nous avons examiné deux
cents tuberculeux pris sans aucune distinction de
profession et nous sommes arrivé aux résultats suivants :

Sur 200 malades, 120 hommes, femmes ou enfants
étaient venus à Paris depuis deux ans pour cause de
maladie.

60 avaient des relations avec des gens habitant
Paris. (Maçons revenant passer l'hiver dans leur
famille).

Enfin chez 20 malades nous n'avons trouvé aucune
trace de séjour à Paris, aucune trace de fréquentation
de personnes ayant habité Paris (1).

D'autre part d'après une statistique faite par le
professeur Brouardel (Commission de la Tuberculose
1900), la proportion des tuberculeux dans la Creuse
est de 37,8 pour 10.000 habitants. En 1910 (Recherches
faites à la Faculté de Toulouse) la proportion passe
de 37,8 à 45 pour 10.000 habitants.

Ce que ne disent pas ces statistiques, c'est que la

---

(1) Nous ne donnons pas la profession de ces 200 personnes ;
mais la Creuse ne fournit presque que des maçons et le nombre
de Creusois qui embrassent d'autres professions est à dédaigner.

plus grande part de ces tuberculeux, est fournie par les personnes qui ayant déjà habité Paris, viennent se soigner dans la Creuse. Il est donc une chose incontestable c'est que la quantité des émigrants augmente sans cesse, et c'est que la tuberculose produit des ravages de plus en plus considérables chez ces malheureux. Cherchons maintenant quelles sont les causes de l'émigration et quelles sont les causes de la tuberculose chez les émigrés.

CHAPITRE II

Les habitants de la Creuse, étaient il y a cinquante
ans voués à une émigration forcée. La Creuse, éloignée
de la mer, éloignée de toute ville industrielle et popu-
leuse, n'ayant absolument aucun débouché commer-
cial, ne possédait même pas de routes carrossables qui
auraient permis au paysan d'écouler ses produits dans
les petites villes voisines.

Aussi celui-ci était- il misérable, vivant dans son
village, sans jamais en sortir, essayant de tirer d'une
terre inféconde et ingrate le peu de ressources néces-

saires à sa vie. Les pommes de terre, les haricots, avec les fameux « galetous » (1) formaient le principal de sa nourriture.

Cette vie, il faut l'avouer était une vie bien peu agréable. Aussi chaque année, de nombreux creusois connus surtout sous le nom de « *limousins* » partaient-ils à pied de leur pays pour s'en venir à Paris. A cette époque, il faut le reconnaître un certain nombre d'entre eux, grâce à des prodiges d'économie arrivaient à une modeste aisance. Revenus au pays, vivant en rentiers, il est certain que la vue de leur bien-être, était chaque année la cause d'un grand nombre de départs.

La misère et l'envie d'en sortir, étaient à cette époque les deux seules causes de l'expatriation du Creusois, car celui-ci aimait son pays et ne cherchait qu'une chose : y revenir le plus vite possible.

L'émigration est-elle encore aujourd'hui provoquée par les mêmes raisons? Certainement non. Le pays reste un des moins fertiles de France; mais le paysan creusois, travailleur et on peut le dire aussi, très intelligent, a profité d'une façon merveilleuse des progrès scientifiques. Aussi depuis que l'accroissement ou la création des routes et des voies ferrées s'est généralisé, et ont permis au paysan creusois d'écouler ses produits, le pays s'est-il considérablement transformé : les landes ont été défrichées, les marécages asséchés

(1) Galette demi cuite, faite de farine de sarrazin et de farine de seigle. La coutume s'est conservée de nos jours, et le galetou est certainement une des causes du grand nombre de maladies d'estomac que l'on trouve dans le pays.

et si aujourd'hui encore on voit des montagnes cou-
vertes de bruyère, on voit aussi des vallées soigneusement cultivées. Si le blé vient très mal dans certaines
contrées, le seigle pousse partout, et les difficultés
même de la culture ont tourné le paysan vers l'éle-
vage, le plus grand rapport de l'agriculture.

Mais depuis quelques années, l'émigration toujours
en progrès a enlevé nombre de bras à la culture et
il est à craindre que cela n'entraîne la ruine du pays
dans un temps relativement court. Les maçons même
qui autrefois revenaient chaque hiver, oublient de plus
en plus le chemin de leur pays.

Pourquoi donc cette augmentation de l'émigration,
à notre époque? Bien des économistes ont traité cette
question, et l'attrait d'un plus gros salaire, l'attrait
de la ville, de ses distractions, l'influence du service
militaire sont tour à tour entrés en ligne de compte.
Certainement toutes ces influences agissent. On a
cité aussi comme un grand facteur, la facilité plus
grande des communications. Cela est vrai on voyage
plus facilement, mais cette facilité pour le départ,
devrait aussi servir pour le retour.

Quant au service militaire, il n'a pas grande
influence sur l'esprit des Creusois. Ceux-ci en effet, sauf
quelques rares exceptions, sont appelés à faire leur
service dans les petites villes des départements limi-
trophes. Et ce n'est certainement pas l'attrait de ces
petites villes qui les poussera plus tard vers la capitale. Les jeunes soldats qui viennent à Paris sont
ceux qui l'ont déjà habité comme maçons.

Une cause plus importante que toutes ces dernières pousse le paysan vers la ville; cette cause : c'est l'instruction primaire. L'instituteur a dans la Creuse et dans bien d'autres régions sans doute, une influence considérable : c'est lui le maire, c'est lui le conseil municipal; au point de vue moral il a remplacé le curé. Aussi les trois quarts des habitants de la commune pensent-ils comme l'instituteur.

On comprend facilement l'influence de cet homme sur l'esprit de ses élèves. C'est lui qui va leur parler des salaires ouvriers à Paris, c'est lui qui va leur parler des théâtres et des beautés de la ville; cela rentre dans son programme; et il l'enseigne. Mais ce qu'il n'enseignera pas, ce qui n'est pas au programme officiel, c'est l'existence de la misère et de la maladie. L'instituteur parlera des grandes rues, des beaux monuments, des cafés luxueux; mais il ne parlera pas des ruelles infectes, des maisons sans lumière où iront s'installer ses compatriotes; il ne dira pas à ses élèves qu'à côté du chantier il y a l'ignoble mastroquet.

Il ne montrera pas les vilains côtés de la vie parisienne, et peut-on lui en faire un crime? Certes non, il n'est pas coupable et le mal vient de plus haut. Lui, le plus souvent fils de paysans plus ou moins aisés, a passé toute sa jeunesse entre les quatre murs d'un collège ou de l'école normale. La vie de la grande ville, il ne peut en parler, ne la connaissant pas; et il enseignera le programme qu'on lui a confié, il aura comme idées, les idées contenues dans les livres officiels.

Une fois sorti de l'école, le jeune paysan complètera son instruction dans les journaux; ces journaux, ce seront encore les journaux officiels, et ce sera sur leurs appréciations qu'il jugera de la valeur des lois ouvrières.

Alors emballé par la lecture de tous ces avantages que l'on trouve à la ville : « *c'est la vérité, puisque c'est imprimé* », il viendra à Paris et comme fortune il trouvera la misère, la maladie, et bien souvent la mort. Et parmi les autres, ceux qui auront survécu, combien, poussés par la misère se lanceront dans le vice. Ce seront là les bienfaits de notre enseignement primaire (1).

Il serait pourtant bien facile de l'orienter d'une façon toute différente, cet enseignement. Il suffirait d'un peu de bonne volonté de la part de nos sénateurs et de nos députés. Malheureusement ici comme pour l'alcoolisme, nous nous heurterons contre les exigences de notre système électoral. L'élection avant tout. Flatter l'ouvrier, l'attirer de plus en plus à la ville par de belles promesses, qui ne seront jamais tenues, voilà tout le secret pour réussir dans la vie politique. Et nos campagnes se dépeuplent de plus en plus; nos campagnards viennent de plus en plus mourir à Paris. Mais qu'importe! M. Viviani à qui nous avions posé une question à ce sujet, ne nous répondait-il pas en pleine réunion électorale : « *Que personne n'avait le*

---

(1) Beaucoup d'instituteurs font en ce moment-ci il faut le reconnaître, des efforts pour obtenir une modification de leur programme et un mode d'instruction plus pratique.

droit d'empêcher de se suicider quelqu'un qui en avait envie ».

Pourtant dans bien d'autres pays, où progressait aussi cette invasion des villes, on a lutté et on a essayé d'empêcher les campagnards de se *suicider*.

La lutte a commencé au Canada, cette ancienne terre française; et une circulaire écrite en un français d'une pureté classique dit : « que l'enseignement donné aux enfants par les instituteurs doit les retenir sur la terre paternelle, et les préparer par une formation un peu spéciale, à devenir des cultivateurs instruits.

« On ne saura jamais, continue cette circulaire, le nombre de jeunes gens, qui, par dégoût pour la carrière paternelle, ont été détournés des travaux salutaires des champs pour aller souvent en pays étranger chercher un bien-être factice dans les centres commerciaux ou industriels. Pareil désastre aurait été conjuré si on avait su donner à leur instruction première, une orientation convenable— Il faut donner aux enfants de nos paroisses rurales une instruction propre au milieu où ils doivent vivre, et développer dès leur bas âge leur penchant pour l'agriculture. »

Ainsi compris, bien loin d'être un agent d'émigration vers les villes, l'enseignement de l'école devient une barrière salutaire et favorable contre l'émigration. Une fois les premières études terminées, de nombreuses sociétés au Canada font tous leurs efforts pour les compléter par des cours d'adultes et par des conférences.

La campagne contre l'émigration est également engagée en Belgique. En Allemagne on est vite passé de la théorie à la pratique et de vastes écoles pratiques, enseignent tous les métiers capables d'être exercés à la campagne : agriculture, horticulture, apiculture. A Charlottemburg, il en existe une très bien organisée, (Waldschule) pour l'industrie du bois.

L'Angleterre ne pouvant, par suite de l'accaparement du pays par les familles nobles, tourner l'esprit des enfants vers la culture du sol de leur patrie, fonde des écoles pour leur apprendre la grande culture dans ses colonies.

Seule la France reste en arrière; ses hommes politiques, ocupés de leurs intérêts personnels ne font rien pour le paysan. Celui-ci vient de plus en plus s'anémier, perdre dans les villes sa belle santé, et la France se dépeuple. La Creuse est au premier rang par le nombre des émigrants qu'elle fournit à Paris, elle est aussi au premier rang par le chiffre de ses malades et de ses décès par tuberculose.

A quoi cela tient-il? Nous allons essayer de l'établir, en faisant remarquer, que si bien des causes peuvent s'appliquer à tous les transplantés, à quelque département qu'ils appartiennent, il en est d'autres qui sont absolument particulières aux maçons.

Parmi toutes les causes de tuberculisation, qu'il serait trop long d'énumérer en détail, nous ne retiendrons que quatre des plus importantes, celles qui ont trait au changement de climat, à l'habitation, à la profession, à la nourriture et à l'alcoolisme.

1° CLIMAT. — La température de la Creuse est sensiblement la même que celle de Paris 10° de moyenne à Alhun, à 11° à Paris. Il semblerait donc au premier abord que le climat ne puisse avoir aucune influence; mais que l'on compare la pureté de l'air de la Creuse, éloignée de tout foyer de contamination, qu'on le compare à l'atmosphère de Paris, chargée de poussières de toutes sortes, de gaz plus ou moins nocifs — *acide carbonique, oxyde de carbone* — et surtout de microbes, alors on se rendra compte que le Creusois venant d'un pays dont l'air ne renferme pas de germes, peut être rapidement contaminé en vivant dans une atmosphère qui en renferme par milliers. Mais il y a autre chose encore, et nous croyons que la différence d'altitude entre Paris et la Creuse est une cause plus fréquente qu'on ne le croit parmi celles qui prédisposent l'émigrant, soit à la tuberculose, soit même aux autres maladies infectieuses. Et ne pourrait-on pas mettre sur son compte, cette anémie rapide de nos jeunes montagnardes, après un séjour de quelques mois seulement à Paris.

2° HABITATION. — Les dangers de l'habitation malsaine, ont été signalés par tous les hygiénistes; elle constitue un milieu essentiellement propice à la dissémination du bacille et devient ainsi un des facteurs les plus importants de tuberculisation.

« QUAND L'AIR ET LA LUMIERE NE RENTRENT PAS DANS UNE MAISON SOUVENT LE MEDECIN RENTRE » dit un proverbe persan. On a cherché depuis longtemps à remédier à ces inconvénients, et il faut le reconnaître, nombre de vieilles maisons ont été démolies ; mais il n'en est pas moins vrai que sur 80.000 maisons, 30.000 sont reconnues insalubres comme l'indiquent les statistiques de l'Assistance publique. C'est surtout dans ces maisons, que vient loger l'ouvrier.

S'élevant contre l'insalubrité des logements ouvriers, un des grands maîtres en fait de tuberculose, Lancereaud s'exprimait de la façon suivante : « Après avoir demandé à l'administration de fournir partout de l'eau de bonne qualité, nous venons lui demander, de procurer à tous, à nos ouvriers surtout, l'air nécessaire, à la santé, à la force, à l'existence même. »

Au lieu de cela, l'Etat, dirait-on, cherche par son impôt sur les portes et fenêtres, à priver l'homme des choses qui lui soient le plus utiles, l'air et la lumière. Bien des propriétaires se sont fait les complices de l'Etat, et, protégés par la loi, ils sont arrivés à faire des prodiges en fait de petitesse de logements et de fenêtres.

(1) « Dans les ruelles infectes dit le Dr Noir médecin du quartier Saint-Séverin, qui, en certains points n'ont jamais reçu un rayon de soleil, s'ouvrent de longs et obscurs couloirs, au fond desquels des escaliers étroits montent jusqu'au 6e étage. Ces escaliers sont éclairés par des baies qui s'ouvrent sur des courettes encore plus sombres. » La rapacité des propriétaires a multiplié les logements où viennent s'entasser des

(1) Noir cité par le docteur Ox dans le journal *Le Matin* (Juillet 1904).

familles de cinq à six personnes. Ajoutez à cela, un réchaud, à charbon de bois le plus souvent, qui sert deux fois par jour à faire la cuisine et vous aurez une idée exacte de cet enfer.

Nous pourrions citer certains logements qui, situés au rez-de-chaussée et au fond d'une cour, ne reçoivent l'air et la lumière que par une porte.

Nous avons été appelé, il y a quelque temps, à voir la femme d'un pauvre maçon creusois que nous avions connu dans son pays. Le ménage, composé du père, de la mère et de trois enfants, vivait dans une tanière infecte des environs de la place Maubert. La chambre, au rez-de-chaussée, et au fond d'un puits dénommé cour, prenait l'air et la lumière par une porte étroite et basse qui admettait à peine l'entrée d'une personne.

Mais ceci n'est pas une exception. Que l'on visite les XXe, XIXe, XIe et XIIIe arrondissements, et on s'en rendra compte. C'est dans les hôpitaux correspondants à ces quartiers que l'on trouve le plus de tuberculeux. C'est là *que s'abritent le plus grand nombre des maçons creusois, et l'on peut dire que c'est là leur tombeau.* BROUARDEL CITE UN QUARTIER DE BELLEVILLE OU 95 0/0 DES FAMILLES LOGÉES DANS CES BOUGES, SONT ATTEINTES DE TUBERCULOSE.

Pourtant le préfet de police a dans ses attributions à Paris la surveillance au point de vue sanitaire des logements loués en garni (*Loi du 7 avril 1903*), mais *les inspecteurs sanitaires ont tant de choses à faire,* que les locaux malsains restent et resteront. « En Allemagne, en Suède, en Belgique, on a construit des logements ouvriers. Pour une somme modique, il y trouvera de grandes chambres, aux larges ouvertures. Le nombre des pièces sera proportionnel au nombre des membres de la famille. Aussi les résultats ne se sont pas fait atendre; alors qu'en 1900, la tuberculose faisait en Allemagne 312 victimes pour 10.000 habitants, une note parue dans *la Berliner Zeitung* accuse une proportion de 210 victimes pour la même proportion d'habitants en 1909 (1).

Il faut reconnaître que depuis quelques années, on s'occupe en France, des logements ouvriers. Nancy, en particulier, en a construit de très bien agencés et d'un loyer modique; 240 francs par an et par logement de quatre pièces (2).

Paris semble également rentrer dans ce mouvement, depuis quelques années. Et, actuellement de grands terrains sont achetés pour construire des logements ouvriers. Cela est bien, mais nous demandons, si ces maisons, appartenant à des particuliers, n'arriveront pas bien vite à un prix de loyer inabordable pour ceux à qui elles sont destinées.

3° PROFESSION. — L'ouvrier maçon qui travaille toujours au grand air, devrait, semble-t-il, être moins atteint par la tuberculose que l'ouvrier qui travaille dans les usines. Mais il n'en est rien et si certaines professions très malsaines, comme celles de cardeur

(1) Berliner Zeitung. Statistique publiée par l'office impérial statistique de Berlin.
(2) L'habitation ouvrière à Nancy (Thèse du docteur Muller, 1911).

de matelas, de cuisinier, de blanchisseur et de cocher, passent avant, le maçon n'en tient pas moins une place honorable dans ce concert.

Deux causes professionnelles sont surtout à incriminer, et constituent pour une grande part à mettre le métier de maçon aux premiers rangs de ceux qui fournissent le plus de tuberculeux. C'est deux causes sont : le démolissage, la poussière du ciment et du plâtre.

Depuis une soixantaine d'années, Paris a beaucoup construit, mais surtout reconstruit à la place de vieilles maisons, puisque l'extention de la ville était limitée par les fortifications. Ces vieilles maisons, il est inutile de le dire sont des foyers microbiens d'une intensité considérable, et les bacilles de Koch y pullulent. Aussi de tous les maçons est-ce la confrérie des démolisseurs qui fournit la plus forte proportion de tuberculeux.

Pour éviter cette facilité de contamination, le professeur Chantemesse a bien souvent conseillé l'arrosage des vieux murs avec des solutions antiseptiques (1). Mais, des conseils à la pratique il y a loin, et non seulement, on n'arrose pas avec des solutions antiseptiques, mais on n'arrose pas du tout, et les malheureux vivent au milieu d'une atmosphère chargée de poussières et de microbes. Ce sont là deux conditions excellentes de contamination. *Ce sont celles que l'on emploie pour tuberculiser les animaux dans*

____

(1) Chantemesse. Cours d'Hygiène.

les expériences de laboratoire et nous devons constater que son succès est non moins grand chez les maçons. Après les démolisseurs, viennent les plâtriers et les cimentiers, mais ils fournissent des proportions de tuberculeux déjà beaucoup moins considérables. Chez eux la maladie semble débuter par de la pneumokoniose, et c'est sur ce poumon déjà affaibli et malade que vient se greffer la tuberculose.

Nous avons examiné en 1908, 1909 et 1910, 90 maçons, appartenant aux professions de démolisseurs, plâtriers ou cimentiers et enfin maçons maçonnant; nous sommes arrivé aux résultats suivants :

Sur 20 démolisseurs, 8 étaient tuberculeux; sur 20 plâtriers ou cimentiers, 3 étaient tuberculeux; sur 50 maçons maçonnant nous n'avons trouvé de traces de tuberculose que chez une seule personne. Cependant dans trois ménages de ces derniers, nous avons trouvé de la tuberculose chez la femme (1).

4° NOURRITURE ET ALCOOLISME. — On sera peut-être étonné de nous voir associer la nourriture à l'alcoolisme, mais nous le faisons avec intention et nous allons essayer de montrer que chez les maçons la nourriture a une grande influence sur l'alcoolisme.

Le campagnard creusois est un gros mangeur de

---

(1) Nous ne voulons pas donner ces chiffres coinme base d'une statistique. Nos observations sont en trop petit nombre pour cela ; cependant tels quels ils donnent une idée de la proportion plus grande de tuberculeux parmi les démolisseurs et les plâtriers. Ces 80 maçons n'ont pas été pris au hasard, nous avons essayé d'avoir une proportion à peu près égale de démolisseurs, de plâtriers et de maçons.

légumes; il en vit presque exclusivement. A peine si la viande fait son apparition sur sa table, sous forme de porc salé, une fois par semaine. En arrivant à Paris, ce régime change. Habitué à manger beaucoup de légumes, le nouvel arrivé va manger beaucoup de viande. Son estomac se fatiguera bien vite à ce régime, il deviendra malade et l'appétit disparaîtra. Avec l'appétit s'en iront les forces. Et comme il faut travailler quand même, comme le métier de maçon est un métier pénible, le malheureux se figurera trouver des forces dans le vin, et il boira. C'est par le vin qu'il commencera, mais bientôt, cela même ne lui suffira pas, et il se livrera à l'alcool et quel alcool !

Un grand nombre de maçons à qui nous avons reproché leur ivrognerie, nous ont donné cette raison du début de leur vice, et nous en avons vu qui tremblants, presque incapables de marcher, auraient été absolument incapables de travailler s'ils n'avaient absorbé le matin à jeun un demi et quelquefois un litre de vin blanc, suivi de plusieurs verres d'un alcool quelconque.

Sous l'influence de ce coup de fouet, ils allaient au travail et arrivaient tant bien que mal à la fin de leur journée. Cela durait jusqu'au moment où la tuberculose s'emparait d'eux.

Si les médecins du XIXᵉ siècle, se basant sur l'action sclérosante de l'alcool, pensaient que celui-ci était favorable à la tuberculose, les anciens Bœrhaave, Lieutaud, Didelot, Baumés avaient déjà signalé que l'alcool conduisait à la phtisie.

« C'est à Bell de (New-York), Krauts (de Liège), Lannoy (du Havre) et à Lanceraux que revient l'honneur d'avoir de nouveau établi le rôle phtisiogène de l'alcool. Aujourd'hui il n'est plus contesté; *« l'alcool fait le lit de la tuberculose »*, dit Laudouzy; *« la phtisie se prend sur le zinc »*, dit Hayem.

M. de Lavarenne d'après un communiqué de M. Baudran de Beauvais donne les résultats de la comparaison de la consommation d'alcool par département et de la mortalité moyenne par tuberculose. Il est arrivé aux résultats suivants :

De 30 à 40 décès par tuberculose pour 10.0000 h. 12.47 alcooliques.

40 à 50	—	— 13.-1. 2
50 à 60	—	— 14 72 —
60 à 70	—	— 16.86 —
70 à 80	—	— 17.16 —
80 à 90	—	— 17.80 —
90 et au-dessus —	—	30.70 —

Nous mêmes, nous sommes arrivé aux résultats suivants sur les 200 malades tuberculeux que nous avons examinés :

90 sont franchement alcooliques et l'avouent;
30 à 35 ne l'avouent pas, mais ont un gros foie, du tremblement et l'aspect général des alcooliques;
70 enfin, n'ont jamais bu d'une façon immodérée.

Mais cela nous montre cependant, que la proportion des tuberculeux alcooliques, chez les maçons est plus forte encore que la proportion des tuberculeux alcooliques donnée par la statistique générale.

Cet alcoolisme fréquent, chez le maçon creusois, sera peut-être une des causes de la difficulté de sa guérison, et une cause aussi de la marche rapide, presque foudroyante de la tuberculose chez lui.

CHAPITRE III

Quelques mots sur les formes de tuberculose des maçons creusois à Paris. — La contagion dans leur entourage et leur famille à Paris et en province. — Quelques mots sur le traitement. — Le sanatorium chez soi. — Alimentation et suralimentation.

Chez les maçons la tuberculose est essentiellement une tuberculose pulmonaire. Sur 250 cas de tuberculose que nous avons pu réunir chez des maçons, revenus se traiter dans la Creuse nous avons trouvé 230 cas de tuberculose pulmonaire. Dans 10 cas il y avait tuberculose pulmonaire et tuberculose intestinale avec ascite sans qu'il fut possible d'indiquer quelles lésions étaient apparues les premières. Dans 5 cas nous avons trouvé des tuberculoses à grains riziformes ou des tumeurs blanches articulaires. Chez cinq jeunes gens, de 14 à 17 ans, enfin, nous avons trouvé des ostéites bacillaires.

Ces quelques chiffres ne s'appliquent il est certain qu'à un nombre restreint de maçons, mais comme ces cas ont été choisis au hasard, nous croyons qu'ils sont l'expression à peu près exacte de la vérité si on les applique à la généralité.

C'est donc la tuberculose pulmonaire qui domine chez nos maçons creusois, mais elle revêt une forme absolument spéciale. C'est une tuberculose à marche essentiellement rapide. Alors que chez le parisien la maladie aura une marche torpide, presque sans fièvre, mettant de longues années pour passer du premier au second degré, au contraire chez le creusois, nous ne serons appelés que rarement à voir des tuberculeux au premier degré. La plupart du temps, nous serons en présence de tuberculoses au second ou au troisième degré avec fonte caséeuse de tout le poumon. Les lésions ne sont pas plus marquées au sommet qu'à la base; il semble que le poumon ait été pris en bloc.

Et le médecin est effrayé, quand, interrogeant ces malades, il apprend qu'il y a huit mois, un an, deux ans au plus qu'ils sont à Paris et quelques mois seulement qu'ils sont malades.

S'il faut mettre en ligne de compte pour cette marche rapide de la maladie, et l'habitation et l'alcoolisme dont nous avons déjà parlé, il semble que l'acclimatation, joue un rôle non moins important, sinon supérieur à ces autres causes.

C'est en effet dans les deux ou trois premières an-

nées que le maçon devient tuberculeux et si on l'exa-
mine à ce moment, on ne trouve chez lui aucun pro-
cessus de défense de l'organisme. C'est la maladie
envahissant un champ non préparé à la combattre.
Au bout d'un séjour de quatre ou cinq ans, la tuberculose fait de moins en moins son apparition chez le
maçon, où si par hasard, on la trouve encore, elle
se rapprochera davantage de celle du parisien, elle
prendra une forme lente. *Le campagnard se sera peu
à peu vacciné contre la maladie.* Ceci est une chose
importante à connaître car s'il n'y a rien à faire
contre la première forme, la seconde est au contraire
parfaitement curable, et c'est cette dernière que le
médecin aura à traiter.

CAUSES DE CONTAMINATION. — Elles sont principa-
lement au nombre de deux : 1° *L'habitude pour les
maçons de loger plusieurs ensemble. — 2° Le retour à
la campagne lorsqu'épuisés par la maladie ils ne peuvent plus travailler à Paris.*

Depuis très longtemps une vieille coutume subsiste
chez les maçons. Chaque année l'un d'eux ayant déjà
habité Paris, se charge d'y conduire un certain nombre
de jeunes gens (1). C'est lui qui les initiera aux beautés de la capitale, c'est lui qui leur procurera du
travail, soit chez son ancien patron, soit chez un
nouveau. Mais il leur montrera aussi bien souvent le
chemin du cabaret, et pour leur faire réaliser des

____

(1) Ces jeunes gens sont appelés « LIMOUSINS » dans le
pays jusqu'au moment où ils auront fini leur apprentissage et
deviendront maçons à leur tour.

économies, pour en réaliser lui-même, il se logera avec eux *dans une chambre unique.* Si, par malheur, cet homme est tuberculeux, et, malheureusement cela arrive souvent, la contamination des autres est fatale.

La contagion par tuberculose est-elle donc si facile? Évidemment non, si on *prend des précautions.* Mais le Creusois n'en prend pas. Nous regrettons d'être obligé de le dire ici, mais cela est utile. Le paysan creusois est d'une malpropreté révoltante, tant sur sa personne que dans son habitation. Nous avons rarement vu, au cours de nos remplacements dans bien des régions de la France, un pays où l'on soit aussi sale que dans la Creuse. Et ceci nous le disons bien haut pour tâcher de corriger ce défaut, chez des gens qui ont un niveau intellectuel assez élevé pour comprendre.

Ce défaut de malpropreté que nous trouvons à la campagne, l'émigrant le porte à Paris, et il n'y a qu'à visiter un logement de maçons, où ceux-ci vivent à trois ou quatre pour s'en rendre compte. Tout le monde crache par terre et, si par malheur, parmi ces trois, quatre, même cinq personnes, il se trouve un tuberculeux, les trois ou quatre autres le deviennent fatalement.

Mais cette contagion ne se fait pas seulement à Paris, elle s'étend malheureusement aussi à la campagne. Le maçon qui habite Paris, une fois tuberculeux, et tuberculeux avancé, au moment où il ne peut plus travailler, vient à la campagne, où il contaminera famille et voisins.

Là, non plus, nulle précaution de prise. Ne parlons pas de crachoirs, l'usage en est inconnu ; ne parlons pas non plus de mouchoir, on ne crache pas dans son mouchoir, car on le salirait. Le tuberculeux avancé, ne pouvant plus ni sortir, ni travailler, on ne s'en occupe guère. Il a son coin réservé dans ces grandes cheminées de la campagne où l'on peut brûler des troncs d'arbres entiers, et dans ce coin une place où il prend l'habitude de cracher. Souvent nous avons vu, des crachats formant là une véritable petite mare. Ils se mélangent plus ou moins à de la cendre ; quand on balaye la cuisine qui sert également de salle à manger, et cela bien souvent n'arrive pas tous les jours, la poussière et la cendre chargées des bacilles contenus dans les crachats se répand un peu partout.

Cela explique bien l'hérédité de la tuberculose dans certaines familles, chez lesquelles cette maladie existe depuis déjà de nombreuses générations. Chez elles la contamination se renouvelle continuellement, dans cette maison qui n'a pas été désinfectée et ne le sera jamais. Nous pourrions citer des familles qui ont été complètement détruites de cette façon.

Vienne le mariage d'un membre contaminé de cette famille, et une autre le sera à son tour. C'est ainsi que la tuberculose étend peu à peu ses ravages dans la Creuse et tend à envahir de plus en plus ce malheureux département.

Si les médecins d'autrefois, citaient cette maladie comme une rareté, les médecins d'aujourd'hui, peuvent

presque considérer comme une exception les familles
qui sont complètement indemnes.

Alors que dans presque toutes les autres contrées,
on donne un abaissement du taux de la mortalité par
tuberculose, dans la Creuse, ce taux augmente chaque
jour et il est bien difficile de dire quand cela s'arrêtera.

Et cette proportion augmente d'autant plus que
les maçons perdent de plus en plus l'habitude de
revenir chez eux. Alors qu'autrefois ceux-ci revenaient
chaque hiver, ils ont pris maintenant l'habitude de
rester à Paris où ils dépensent chez le marchand de
vin et ailleurs, le peu d'argent qu'ils ont en tant de
peine à gagner pendant l'été.

Ils ne reviennent maintenant que dans deux circons-
tances : 1° *Pour se marier et mener une malheureuse
de plus à Paris. — Pour se faire soigner par leurs
vieux parents, et se faire héberger, quand, devenus
malades ils ne peuvent plus gagner leur vie à Paris.*
Heureux encore, si ces pauvres parents ne sont pas
obligés d'envoyer de l'argent pour le retour.

Le mariage avec un maçon est une chose vraiment
malheureuse pour la jeune fille creusoise. Attirée par
le prestige de la capitale, elle suivra son mari avec
plaisir. Mais tous les avantages entrevus disparaitront
bien vite, hélas ! Le mari gagnant juste ce qui est
nécessaire à son entretien obligera sa femme à travailler, et ce sera le dur labeur de la femme de ménage.

Ce sera encore le demi-bonheur tant qu'il n'y aura
pas d'enfants, mais cela non plus ne durera pas, ils
viendront bien vite, et alors ce sera l'enfer. Ce sera

l'enfant confié à la voisine pour quelques sous. Ce sera le mari livré bien souvent à l'alcool qui rentrera saoûl le soir. Puis viendra la maladie, viendra la terrible tuberculose. La mère soignera le père, soignera les enfants qui ne tarderont pas à tomber malades eux aussi. Cette malheureuse épuisée par le travail, les privations, la misère finira, par être atteinte un jour, et ce sera alors le triste départ pour la campagne; le lamentable retour s'il reste encore assez de forces pour l'accomplir; la fin à l'hôpital si l'argent du voyage ou si les forces viennent à manquer.

« Pères de famille Creusois, mariez vos filles à la campagne avec de braves cultivateurs, ne les envoyez jamais à Paris; gardez vos fils, faites, les travailler avec vous !

Pour montrer que ce n'est pas en vain que nous jetons notre cri d'alarme, nous allons donner quelques observations, que nous avons prises nous même ou qui sont dues à l'amabilité de quelques médecins creusois, que nous remercions ici de tout cœur, pour le concours qu'ils ont bien voulu nous prêter.

OBSERVATION I (1)

Tuberculose pulmonaire chez un maçon creusois. Misère.

(Observation personnelle)

Jeune homme de 16 ans venant de Paris après un an de séjour et atteint de tuberculose du sommet droit.

(1) Ces observations ayant été prises dans un rayon relativement restreint ont été soigneusement déformées pour qu'aucun malade ne puisse s'y reconnaître; mais le fond est exact.

Antécédents héréditaires. Père et mère cultivateurs, bien portants. Travaillant encore leur bien, quoique âgés : l'un de 70 ans, l'autre de 67 ans. Une sœur plus âgée, bien portante.

Antécédents personnels. Une rougeole dans son jeune âge. Vient à Paris à 16 ans, comme manœuvre de maçons, au mois de mars. Travaille tout l'été moyennant un salaire de six francs. Fin novembre fermeture de son chantier. Après ses économies épuisées, fait divers genres de travaux : aide balayeur des rues, garçon livreur avec tricycle. En février prend *un chaud et froid* et commence à tousser. Ayant consulté à Saint-Antoine, on lui dit de revenir à la campagne.

Il revient fin mars. A ce moment, légère submatité du sommet droit. Quelques craquements du même sommet, légères hémoptysies, mais amaigrissement considérable. La température est lde 38°,5. Repos absolu au lit. Alimentation peu abondante au début, par suite de l'inappétence. Au bout de 15 jours la fièvre est tombée, le malade s'alimente mieux. La toux vive et quinteuse au début a considérablement diminué. Les hémoptysies, quoiqu'ayant diminué, persistent.

Nous revoyons le malade au bout de six mois. Il est méconnaissable. Il a augmenté de 15 kilos ; fièvre, hémoptysies, toux, tout a disparu. Il travaille chaque jour, fait les labours ; il a même aidé à la moisson en juillet. A peine s'il reste une légère submatité à droite et une respiration soufflante et un peu rude.

Il n'éprouve plus aucune envie de revenir à Paris.

OBSERVATION II

Tuberculose chez un homme de 36 ans. Cohabitation avec un malade qui toussait.

Antécédents héréditaires. Père et mère morts âgés ;

78 et 75 ans. Dix frères et sœurs bien portants, n'ayant jamais quitté le pays.

Antécédents personnels. Vient à Paris à 23 ans, après son service militaire.

A 25 ans, typhoïde.

A 29 ans, pleurésie. Soigné d'abord à Cochin, puis envoyé dans sa famille, où il reste deux ans.

Revient ensuite à Paris. Semble se bien porter pendant trois ans. Au bout de ce temps commence à tousser, mais travaille quand même pendant un an.

Sur avis d'un médecin, revient à nouveau dans la Creuse et y reste huit mois. De retour à Paris, il recommence son travail, mais il est faible, dit-il, et sa toux le reprend quinze ou seize mois après. Néanmoins, il s'entête à rester quelque temps; mais bientôt il est obligé de revenir chez lui.

A ce moment, tuberculose du second degré très avancée; il n'a pas encore de cavernes, mais il a de la matité de tout le poumon droit, de la matité du sommet gauche et on entend des râles humides et des craquements dans les deux poumons.

A Paris, il accusait une température de 38°,2. A son arrivée, la température monte à 40° le soir, descend à 38°,5 le matin et il meurt au bout d'une trentaine de jours. Le retour à la campagne, en plein mois de décembre, semble avoir donné un coup de fouet à la marche de la maladie.

OBSERVATION III

Due au D\u02b3 X... (résumée)

Tuberculeux de 17 ans depuis deux ans à Paris.

Antécédents héréditaires. Père et mère inconnus. L'enfant vient de l'assistance; il est recueilli par de braves paysans qui le gardent jusqu'à l'âge de 15 ans. Dans sa famille d'adoption, pas de tuberculose.

Antécédents personnels. Néant.

Vient à Paris à 15 ans comme manœuvre de maçons. Bien portant la première année.

Tousse dès la seconde. Impossible de retrouver le mode de contagion. Il habite seul, dans une chambre assez saine, dit-il.

Revient à la campagne en novembre de la troisième année. Tuberculose au 2ᵉ degré. Encore vivant à l'heure actuelle, mais dans un état cachectique avancé.

OBSERVATION IV

Due au Dr Y... (résumée)

Tuberculeux de 19 ans habitant Paris depuis trois ans. Quatre compatriotes dans la même chambre. Contagion possible.

Antécédents héréditaires. Néant.

Antécédents personnels. Néant.

Commence à tousser après deux ans de séjour à Paris. Reste encore un an malgré cela, et vient à la campagne avec une tuberculose au 2ᵉ degré.

À son arrivée, en décembre, la température est à 40°. Oscille de 40° le soir, à 38° le matin et le malade meurt au bout de trois semaines.

(1) On ne s'étonnera pas si nous ne mettons même pas les initiales des docteurs qui ont eu l'amabilité de nous envoyer ces observations ; nous craignions que leurs malades ne puissent s'y reconnaître, nous les avons pour les mêmes raisons légèrement modifiées dans leur forme.

OBSERVATION V

Due au Dr G... (résumée).

Tuberculeux de 15 ans. Venu à Paris la même année.

Antécédents héréditaires. Père et mère bien portants. Trois frères ou sœurs bien portants.

Antécédents personnels. Une scarlatine (?) à 6 ans. Constitution plutôt faible. Rachitisme. Vient à Paris en mars, où il habite avec un oncle et un cousin qui ne sont pas malades, dit-il. Mais sur eux aucun renseignement précis.

En novembre, il est *atteint de grippe* et, comme il est faible, vient à la campagne.

Tuberculose du 1er degré qui s'aggrave subitement. Le malade est à 38°,5, puis 39° de température, malgré le repos absolu au lit et il meurt cachectique au bout de huit mois.

OBSERVATION VI

Due au Dr F... (résumée).

Tuberculeux de 20 ans. Réformé. Contagion probable. Depuis 4 ans à Paris.

Antécédents héréditaires. Père et mère bien portants. Un frère mort à Paris de pleurésie, deux ans avant. Deux sœurs en bonne santé.

Antécédents personnels. Bien portant jusqu'à l'âge de 19 ans. A ce moment se met à tousser. Reste un an à Paris dans cet état. Appelé au conseil de revision, ne peut s'y rendre parce que le jour de son arrivée il a été pris de fièvre, 39°, et que son état s'est aggravé.

Deux mois après il est réformé pour tuberculose. C'est

une tuberculose au 1er degré, avec craquements et souffle au sommet des deux poumons.

Ce malade a vécu un an avec son frère qui toussait et avec un autre maçon qui ne toussait pas.

OBSERVATION VII

Tuberculeux de 32 ans. Contagion probable. Habite Paris depuis 14 ans.

Antécédents héréditaires. Néant.

Antécédents personnels. N'est malade que depuis un an. A ce moment il a couché avec un camarade atteint de *catarrhe.* Il a commencé à tousser après six mois de cohabitation. Tuberculose au 1er degré peu avancée. Souffle et légers craquements au sommet droit. Pas de fièvre. Habite toujours Paris.

OBSERVATION VIII

(Observation personnelle, prise à Paris.)

Tuberculose chez plusieurs maçons habitant ensemble.

Il s'agit de quatre maçons qui habitent ensemble, dans une chambre à deux lits.

Cette chambre est située au deuxième étage, sur une cour petite et humide. La chambre elle-même est assez grande, mais très peu éclairée. L'aîné des maçons a 30 ans. C'est lui qui a été chargé des trois autres il y a deux ans.

A ce moment-là, déjà il était malade, il toussait depuis deux mois. (*Il avait un rhume, dit-il*). Il y avait 12 ans qu'il était à Paris.

Les quatre maçons logent donc ensemble. Au bout de six mois, le camarade de lit du premier se mit aussi à tousser et à maigrir. Il consulte dans un dispensaire on on diagnostique une grippe. Sa maladie, quoique l'affaiblissant, ne l'empêche pas de travailler.

Quelque temps après, un autre jeune homme commence à tousser. Il va consulter à la Pitié. On lui conseille de retourner dans la Creuse, sans toutefois lui dire ce qu'il a.

Nous avons eu l'occasion d'examiner ces trois malades :

Le premier avait une tuberculose du 2ᵉ degré.

Le deuxième et le troisième avaient une tuberculose du 1ᵉʳ degré plus avancée chez le premier des deux.

Le quatrième cohabitant semble indemne.

Inutile de dire que les trois malades crachaient à qui mieux mieux à côté de leur lit, et que leur chambre était dans un état de malpropreté répugnante. Ils nous ont confessé ne pas l'avoir balayée depuis un mois. Deux de ces malades sont partis à la campagne. Le troisième est rentré à l'hôpital où il est mort trois mois après.

OBSERVATION IX

Due à un médecin du XIIIᵉ arrondissement.

Contagion par cohabitation. Trois maçons dans un taudis.

1ᵉʳ maçon. — 32 ans, depuis 14 ans à Paris. Atteint d'emphysème depuis 7 ou 8 ans, dit-il. Avoue qu'il crachait un peu partout dans la chambre.

2ᵉ maçon. — 17 ans, cousin du premier. Habite Paris depuis 2 ans. Tuberculose du 1ᵉʳ degré avancée. Les deux poumons sont pris.

3ᵉ maçon. — 19 ans. Habite Paris depuis 8 mois seulement. Tuberculose du 2ᵉ degré rapide. C'est pour ce dernier que le médecin a été appelé.

La chambre, ou plutôt le *bouge*, est située au fond d'une cour sombre et humide. Elle prend jour uniquement par une porte munie de deux carreaux. Les W.-C. sont en face et répandent une odeur épouvantable. Inutile de dire que la chambre est très sale, et, pour compléter l'état sanitaire du logis, les trois maçons y font leur cuisine l'hiver quand ils n'ont pas de travail, sur un réchaud à charbon de bois.

OBSERVATION X

(Personnelle)

Tuberculose chez deux maçons couchant dans le même lit. Deux autres couchant dans la même chambre, mais dans un lit séparé, sont indemnes.

1er *maçon.* — 40 ans. Emphysémateux depuis 20 ans. dit-il. Crache énormément un peu partout.

2e *maçon.* — 20 ans. Couche avec le premier depuis 3 ans. A toussé dès la première année de son séjour à Paris. A fait à deux reprises un séjour à Necker, pendant trois semaines ou un mois, pour *grippe*. Chez lui, tuberculose du 1er degré au sommet droit. Respiration soufflante avec quelques craquements.

3 et 4e maçons. — Habitent avec les deux premiers depuis 2 ans, mais couchent dans une alcôve séparée de la chambre par un rideau. Ils semblent indemnes l'un et l'autre, quoique l'un dise avoir légèrement maigri.

La chambre est très grande, largement aérée quoique donnant sur une cour, parce que située au 5e étage.

OBSERVATION XI

Due au même médecin que l'Observation IX

Trois maçons habitant ensemble. Trois tuberculeux.

Agés respectivement de 26, 25 et 23 ans. Logent ensemble depuis 2 ans. L'un d'eux tousse depuis la deuxième année de son service militaire, et comme à l'habitude, il crache un peu partout dans la chambre. Il y habite souvent d'ailleurs, car il est métreur et a des loisirs.

Les deux autres, ses cousins, ont commencé à tousser après 18 mois de séjour avec le premier. Ils sont tous les deux maçons.

Le premier a une tuberculose du 1er degré avancée.

Les deux autres ont une tuberculose du 1er degré du sommet droit.

OBSERVATION XII

(Personnelle)

Ménage composé de six personnes. Père et deux enfants tuberculeux.

Le père âgé de 45 ans, tousse depuis 15 ans, dit-il. Il a de l'emphysème et ne peut travailler que de temps en temps.

La mère, 38 ans, se porte bien.

Le fils aîné, 18 ans. Bien portant; n'habite pas avec les parents.

Le deuxième fils, 16 ans. Tousse tous les hivers, dit la mère. Tuberculose du 1er degré avec ganglions cervicaux.

Le troisième fils, 10 ans. Bien portant; habite la campagne chez la sœur de sa mère.

Le quatrième enfant, fillette de 4 ans, est pâle, anémique, rachitique, avec gros ganglions cervicaux. Vient d'être proposée pour Hendaye.

Logement composé d'une chambre et d'une salle à manger, qui sert aussi de chambre à coucher; le tout situé sur une cour. Le logement, par extraordinaire, est bien tenu; mais le père travaillant peu, la nourriture est maigre et peu abondante, malgré les efforts de la mère.

OBSERVATION XIII

Due au Dr X...

Tuberculose chez le mari et la femme. Fillette morte de méningite.

Mari âgé de 29 ans, depuis 10 ans à Paris. Sa maladie a débuté à 25 ans, dit-il. C'est un alcoolique, boit de 3 à 5 litres de vin par jour, sans compter l'absinthe et les petits verres. Actuellement tuberculose au 3e degré.

Femme âgée de 27 ans; matelassière. Quoique ne l'avouant pas, elle est alcoolique; a un gros foie, du tremblement des mains. Elle est atteinte de tuberculose au 2e degré.

Une fillette est morte à l'âge de 3 ans de méningite tuberculeuse (service du Dr Comby aux Enfants Malades).

Le mari et la femme habitent une chambre située au rez-de-chaussée, dans le fond d'une cour étroite et sans lumière. Cette chambre a comme ouverture la porte et une fenêtre à deux carreaux. Elle est d'une saleté repoussante. Le mari reste au lit continuellement et crache partout. Il se soigne en buvant du vin rouge. La femme travaille encore un peu à faire des matelas, mais elle est déjà rentrée à trois reprises différentes à Lariboisière.

OBSERVATION XIV

Maçon venant de Paris contaminant un membre de sa famille.

Il s'agit d'un jeune homme de 19 ans ayant habité Paris depuis l'âge de 15 ans.

Il est déjà malade depuis un an lorsqu'il revient dans la Creuse.

Antécédents héréditaires. Père et mère bien portants; l'un âgé de 62 ans, l'autre de 49.

Deux frères et une sœur s'étaient toujours bien portés avant l'arrivée du malade.

Antécédents personnels. N'a jamais été malade dans son enfance. Au bout de deux ans de séjour à **Paris**, commence à tousser, mais n'ose revenir dans sa famille, malgré les conseils qu'on lui donne, parce qu'il est parti malgré elle.

Enfin, incapable de travailler, il se décide au retour. Il a à ce moment une tuberculose au second degré. Comme à l'habitude, chez lui, aucune mesure hygiénique n'est prise; le malade crache partout. A côté du lit où il couche, on voit quantités de crachats desséchés. Dans le coin du feu, il a un endroit réservé et les crachats n'y manquent pas non plus.

Trois mois après son arrivée, sa sœur âgée de 17 ans commence à tousser. Nous l'avons examinée à ce moment-là et avons trouvé le sommet du poumon droit franchement submat, avec une expiration soufflante. Nous faisons une cuti-réaction à la tuberculine qui est positive. Un petit frère âgé de 12 ans, qui couche dans la chambre du malade, a également une cuti-réaction positive, sans cependant présenter aucun signe de tuberculose pulmonaire ou ganglionnaire.

OBSERVATION XV

Enfant de 2 ans meurt de méningite, probablement tuberculeuse, deux mois après l'arrivée de Paris d'un de ses oncles atteint de tuberculose.

Il s'agit d'un maçon âgé de 39 ans, malade depuis quatre ans. Tuberculose au 3° degré. Il revient dans la Creuse dans un état désespéré et meurt trois mois après son retour.

Il gardait pendant ce temps-là son petit neveu, pendant que les parents allaient travailler dans les champs.

dant présenter aucun signe de tuberculose pulmonaire ou
ganglionnaire.

Deux mois après, l'enfant était pris de fièvre et de maux
de tête violents. Un médecin appelé diagnostique des con-
vulsions, puis de la méningite. L'enfant meurt douze jours
après le début de la maladie.

Dans ces quelques observations, l'on voit que si
nombre de tuberculeux meurent à Paris, nombreux
aussi sont ceux qui viennent mourir à la campagne;
où malheureusement ils contaminent bien souvent
leurs parents. Aussi croirions-nous ne pas avoir fait
notre devoir si nous ne mettions pas en garde contre
cette contamination et si nous ne disions quelques
mots sur l'hygiène et le traitement que tous les malades peuvent et doivent suivre à la campagne.

TRAITEMENT ET HYGIÈNE

En parlant de traitement, nous n'avons nullement
l'intention de nous étendre longuement sur ce sujet;
d'autres l'ont fait avant nous, qui étaient beaucoup
plus autorisés. Si nous disons ici quelques mots du
traitement de la tuberculose, c'est que nous avons cru
trouver certains détails qui s'appliquent surtout aux
maçons de la Creuse et dont ceux-ci pourront faire
leur profit.

Un fait est acquis depuis bien longtemps dans le
traitement de la tuberculose. C'est qu'il est avantageux

pour les malades habitant les villes, dans un milieu essentiellement microbien, d'aller le plus loin possible de ces foyers infectés. Aussi a-t-on pris l'habitude de les envoyer à la campagne.

Or, depuis quelques années déjà, nous avions pu constater chez un certain nombre de tuberculeux assez gravement atteints, une aggravation subite, dès leur arrivée à la campagne. La maladie semblait avoir reçu un coup de fouet et nous avons vu des malades mourir en quelques jours, alors que leurs lésions ne semblaient pas devoir les mettre en danger, au moins momentanément.

Nous avons cru d'abord à de simples coïncidences, mais à la suite d'idées échangées à ce sujet, nous avons pu voir que nombre de médecins du pays avaient déjà fait la même remarque. Et alors nous avons examiné les hypothèses qui pourraient nous aider à expliquer ce fait.

Nous avons tout d'abord pensé à la fatigue du voyage, mais après interrogatoire de quelques malades, nous sommes arrivé à la constatation suivante : *Que c'était chez les malades venus dans la Creuse pendant l'hiver que cette aggravation se produisait.* Et il semble bien que c'est de là, que doit sortir une explication plausible.

Le climat de la Creuse est très rigoureux pendant la mauvaise saison, et il semble assez admissible qu'un tuberculeux passant brusquement d'un climat relativement peu froid, comme est le climat de Paris, dans un pays, où les changements de température sont brusques et fréquents, l'humidité constante, le vent violent et vif, il nous semble facile d'admettre que ce tuberculeux puisse, de ce fait, subir une aggravation rapide dans son état.

L'opinion d'un certain nombre de médecins du pays, est que le moment le plus favorable pour le retour d'un malade à la campagne, est le printemps, pendant les mois de mai et de juin. Arrivé dans la Creuse à ce moment, il s'acclimate peu à peu et il supporte sans qu'il semble en résulter pour lui aucun inconvénient, les approches de l'hiver. Et nous avons pu constater ce fait dans un même village : un malade arrivé de Paris au mois de juin, quoique en voie d'amélioration au moment de l'hiver, présente encore à ce moment des lésions de tuberculose du second degré au niveau des deux poumons. La mauvaise saison ne semble nullement l'incommoder. Au contraire, deux autres malades arrivés en plein mois de décembre avec une tuberculose de premier degré, avancée il est vrai, ont vu leur état s'aggraver, jusqu'au retour de la belle saison. Il s'est amélioré à ce moment, et l'hiver suivant a semblé n'avoir sur eux aucune influence fâcheuse. Il semble donc préférable pour le tuberculeux de ne venir dans la Creuse qu'au début de la bonne saison.

Mais arrivé là, il lui reste à se soigner. Certes, il ira voir le médecin, il prendra des médicaments qui lui seront ordonnés, mais ce sera tout. Il faut bien le dire aussi, pendant longtemps, pour le médecin, le TUBERCULEUX ÉTAIT UN CONDAMNÉ À MORT. Les choses ont heureusement changé depuis, il le soigne, il le guérit, pas toujours malheureusement, mais enfin il a fait ce qu'il a pu. Un défaut subsiste cependant chez lui, encore aujourd'hui.

Le médecin n'ose pas dévoiler au malade la nature de sa maladie. Cette hésitation ne doit pas exister. Le tuberculeux est un malade très dangereux pour son entourage. S'il n'est pas averti, et s'il ne prend pas de précautions, il faudra le mettre au courant de toutes ces précautions, il faudra lui apprendre l'existence du crachoir, des désinfectants; il faudra lui montrer la nécessité de coucher seul, isolé dans une chambre, enfin il faudra indiquer à la famille la façon de désinfecter les objets dont le malade s'est servi.

Ces préceptes-là, tout le monde les connaît, dira-t-on. Certainement, mais combien peu les appliquent. Cela est si vrai que nous allons raconter un fait qui semble à peine croyable. « *La ville de Bourganeuf, à la suite du vote de la loi sur l'hygiène* (1903) *avait acheté une grande étuve locomobile, pour la désinfection. Eh bien! dans une séance du conseil municipal, on a délibéré au sujet de la vente de cette étuve, pour la transformer en tonneau d'arrosage. Nous ne savons si ce projet a abouti, mais ce que nous savons bien, c'est que l'étuve n'a jamais servi depuis son acquisition.*

Et l'on s'étonnera ensuite de la rapidité des ravages de la tuberculose dans une famille qui se sert constamment d'objets contaminés par un de ses membres.

Pourtant les quelques notions d'hygiène que nous avons indiquées, suffiraient à éviter ce malheur, et point ne serait besoin de l'isolement dans un sanatorium. Nous ne voulons pas critiquer ce mode de traitement qui a donné de si bons résultats en Allemagne, en Suède et en Norvège, mais s'il est indispensable pour l'ouvrier des villes qui ne peut aller se reposer à la campagne, en est-il de même pour le maçon de la Creuse qui a encore sa famille?

Nous ne le croyons pas. Quel est en effet le traitement du sanatorium? L'aération, la lumière, et une bonne nourriture.

Dans la Creuse tout cela existe. L'aération est facile, la lumière abonde, la nourriture est excellente. Les légumes, les œufs, le laitage sous toutes ses formes, aliments qui sont la base de l'alimentation du campagnard creusois sont également des aliments de premier ordre pour le traitement de la tuberculose et le Dr Ferrier par les résultats qu'il obtient chaque jour à Paris même, dans sa clinique populaire, montre bien que la viande n'est nullement indispensable.

La cure de lumière, certains médecins creusois l'ont essayée, en suivant les conseils des Drs Malgat (1) et Montenuis, et nous pouvons dire ici, qu'ils ont obtenu, dans certains cas des résultats très encourageants.

Maintenant si le malade veut son sanatorium pour cure d'air, il est bien facile de le lui donner. Quelques planches et quelques vitres en feront les frais. On choisira un emplacement abrité des vents du nord, *rien n'est plus facile à la campagne*. Là on fera construire un assez grand baraquement avec deux larges ouvertures vitrées : l'une au midi, l'autre à

____

(1) Malgat. Bains de soleil, Tuberculose, N° 2 Février 1910.

l'ouest. Un lit pliant et deux chaises, et nous aurons un excellent sanatorium, où le malade pourra faire sa cure d'air, se reposer et même passer la nuit (2).

Avant de terminer nous voudrions dire quelques mots d'un travers dans lequel sont tombés bien des médecins, et bien des malades : C'est la suralimentation. A Paris, et dans l'école parisienne la réaction a commencé à se faire depuis quelques années déjà et on ne gave plus le tuberculeux à l'heure actuelle. Si quelquefois on est obligé, pendant quelque temps de faire de la suralimentation, il faut surveiller attentivement son malade et arrêter au moindre symptôme de fatigue pour l'estomac.

En effet si avec un régime de gavage les résultats sont brillants au début, si le malade engraisse, la fatigue de l'estomac arrive bientôt et le malade perd en bien peu de temps ce qu'il avait acquis.

Quatre repas par jour, cinq au plus, sont suffisants. C'est la règle que suit le Dr Guinard au sanatorium populaire de Bligny. Faisons à nos tuberculeux des menus variés, savoureux mais ne les gorgeons pas, et suivant le précepte du Dr Rénon : *« ne leur donnons pas la suralimentation, mais une bonne alimentation. »*

C'est ainsi que l'on arrivera aux meilleurs résultats que l'on puisse espérer en ce moment, jusqu'au jour où la science aura trouvé le moyen vraiment efficace de combattre cette terrible maladie.

____

(1) L'idée de cette petite construction, nous a été donnée par notre maître le docteur Sirédey de Saint Antoine, et nous devons dire qu'elle nous a donnée de bons résultats dans un cas.

CONCLUSIONS

I

*Le nombre des maçons creusois à Paris augmente
sans cesse. De 5.200 à 7.020 en 1833, ils sont 21 à
26.000 en 1891 et 34 à 35.000 en 1910.*

*La tuberculose suit chez eux une marche parallèle,
et si la mortalité s'élève à 188 en 1900-1901, elle
s'élève à 253 en 1909-1910.*

II

*Les causes de l'émigration, sont : l'attrait des plai-
sirs de la ville, des salaires plus élevés, mais surtout
de l'instruction primaire mal dirigée. L'instruction
primaire est donc à modifier complètement. Le jour
où on s'attachera à intéresser le jeune paysan à la
terre, l'émigration diminuera.*

III

Une fois arrivé à Paris pour faire un maçon, le paysan devient tuberculeux : 1° à cause du changement de climat ; 2° de l'habitation malsaine ; 3° de *la nourriture et de l'alcoolisme ; 4° de la profession.*

Une fois malade, il *contamine* ceux qui habitent *avec lui,* ne pouvant plus travailler il vient se soigner à la campagne et *contamine ses parents.* A cela, il faut remédier autant que possible en apprenant l'hygiène au tuberculeux ; « *en traitant la tuberculose, qui est une maladie parfaitement guérissable* ».

Vu : Le Président,
Gilbert BALLET

Vu : Le Doyen,
LANDOUZY

Vu : Permis d'Imprimer
Le Vice-Recteur de l'Académie de Paris,
LIARD

BIBLIOGRAPHIE

Annuaire de statistique municipale, 1901-1902.

Annuaire de statistique de la Préfecture de la Creuse, 1908-1909-1910.

Annuaire de la Préfecture de police, 1909-1910.

GEORGES BOURGEOIS. — Exode rural et tuberculose (Thèse de Paris, 1904).

COSTE DE LAGRAVE. — Pourquoi les tuberculeux meurent-ils ? à la ville, à la campagne, au sanatorium ?

CHANTEMESSE. — Cours d'hygiène.

DAREMBERG. — Les différentes formes chimiques et sociales de la tuberculose pulmonaire.

HIRTZ, RIBADEAU, DUMAS, RITZ, TUFFIER, J. MARTIN, KUSS. — Thérapeutique des maladies respiratoires et de la tuberculose pulmonaire.

L'Habitation ouvrière à Nancy (Thèse du D' Muller, 1911).

D' MALGAT. — Bains de soleil. (Tuberculosis, n° 2, février 1910.

D' MONTEUUIS de Nice. — Usage chez soi des bains : d'air, de lumière et de soleil.

NOIR. — Cité par le D' Ox, dans le journal le *Matin*, juillet 1904.

Statistique publiée par la Faculté de Toulouse, citée dans le *Messager de la Creuse*, avril 1911).

Statistique publiée par « l'Office Impériale Statistique », citée dans le *Berliner Zeitung*, 1910.

D' LOUIS RÉNON. — Le traitement scientifique pratique de la tuberculose pulmonaire.